TRYPANOSOMES ET MALADIE DU SOMMEIL

CONFÉRENCE

FAITE

à l'Association amicale des Étudiants en Pharmacie

PAR

L. LACOMME

Docteur en médecine, licencié ès sciences,
Préparateur au laboratoire d'hygiène
de la Faculté de Médecine et de Pharmacie de Lyon

TRYPANOSOMES ET MALADIE DU SOMMEIL

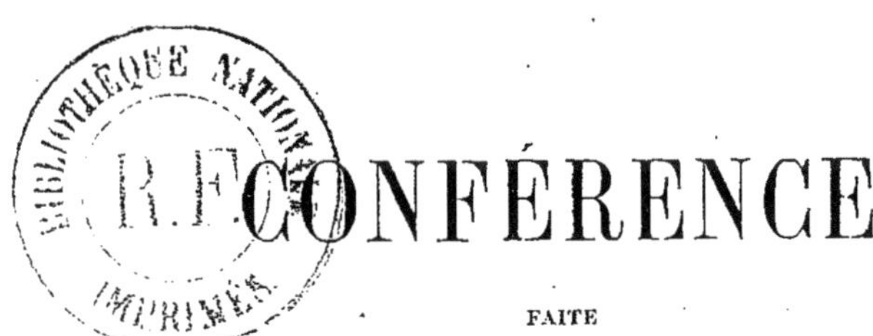

CONFÉRENCE

FAITE

à l'Association amicale des Étudiants en Pharmacie

PAR

L. LACOMME

Docteur en médecine, licencié ès sciences,
Préparateur au laboratoire d'hygiène
de la Faculté de Médecine et de Pharmacie de Lyon

Messieurs,

Avant d'entrer dans le vif de mon sujet, permettez-moi de remercier mon vieil ami Galimard et les membres du Comité de l'Association des étudiants en pharmacie qui ont bien voulu me charger de vous faire cette conférence; merci également à vous, Messieurs, qui êtes venus entendre parler des trypanosomes.

A la suite des découvertes de Pasteur, qui montra que des infiniment petits, des microbes, comme on les a appelés, étaient capables de causer des maladies chez l'homme et chez les animaux, les protozoaires, qui ne tenaient déjà guère de place en pathologie, se virent à peu près exclus de cette branche de la médecine.

La faveur des microbes était si grande, ils étaient tellement à la hausse (passez-moi l'expression), que tout le monde voulait avoir son microbe, il fallait que chaque maladie eut son microbe, on se refusait presque à admettre d'autres causes de maladie.

Mais en 1880, il fallut en rabattre, le microbe reçut un coup non pas mortel mais qui diminua un peu son prestige, les protozoaires, avec Laveran, venaient de rentrer en scène. Ce savant médecin militaire venait, en effet, de découvrir dans le sang d'un paludéen, à l'hôpital de Constantine, des organismes qu'il désigna sous le nom de corps n° 1, n° 2, n° 3, n° 4. Ces organismes furent reconnus dans la suite comme étant des phases du cycle évolutif d'un protozoaire : l'hématozoaire de Laveran était découvert.

Ceci n'était qu'un premier assaut contre l'envahissement vraiment exagéré des microbes, les savants de nouveau aiguillés sur la voie des protozoaires, se livrèrent à de nombreuses recherches qui mirent peu à peu en lumière le rôle pathogène de ces petits animaux, et, si maintenant sans entrer dans le détail, nous voulons donner un aperçu des protozoaires pathogènes chez l'homme et chez les animaux, nous devons citer certaines amibes, des piroplasmes, des myxosporidies, des trypanosomes, etc..., et ces différents protozoaires sont cause d'un nombre considérable de maladies : dysenterie amibienne, pébrine du ver à soie, fièvre du Texas chez les bœufs, piroblasmoses du chien, du cheval, etc..., fièvre des montagnes Rocheuses chez l'homme, trypanosomiases nombreuses : nagana, surra, cadéras, maladie du sommeil, etc., etc.

Comme bien vous pensez, Messieurs, je ne puis, dans le peu de temps dont je dispose et pour ne pas abuser de vos instants, passer en revue devant vous tous les protozoaires dont je viens de vous signaler l'existence : je me bornerai aux seuls trypanosomes, et encore je ne vous ferai pas sur ceux-ci un cours scientifique, je tiens seulement à vous exposer ce que tout homme du monde doit savoir sur les trypanosomes, ces petits êtres qui, depuis quelques années font tant parler d'eux. Si parfois cependant j'emploie (et je crains d'être obligé de le faire) quelques mots barbares et peu harmonieux, ne m'en veuillez pas, Messieurs, je vous prie, ce n'est pas moi qui les ai inventés, je ne serai que l'écho des zoologistes et j'essaierai de ne pas en abuser.

Tout le monde s'accorde à faire remonter à Valentin, de Berne, en 1841, la découverte des trypanosomes ; le premier, en effet, il signala la présence de l'un de ces organismes dans le sang (les trypanosomes sont, en effet, des animaux parasites vivant dans le sang de leur hôte), et, dans le cas particulier, ce fut dans le sang de la truite *(salmo fario)*. Les années suivantes, 1842 et 1843, furent fécondes et l'on vit paraître les travaux de Gluge (de Bruxelles), Mayer (de Bonn), Grüby (de Paris), sur les trypanosomes de la grenouille. C'est même à l'occasion du trypanosome de la grenouille que Grüby créa ce mot ($\tau\rho\nu\pi\alpha\nu\sigma\nu$, tarière ; $\sigma\omega\mu\alpha$, corps), de sorte que si Valentin fut le père des trypanosomes, Grüby en fut le parrain.

Jusqu'à l'année 1880 les travaux sur les trypanosomes sont assez stationnaires, mais à partir de cette année que marque la découverte par Bruce du premier trypanosome pathogène, les travaux vont se multipliant à l'infini et les noms d'Evans Bruce, Lewis, Chalachnikow, Danilewsky, Rabinowitsch, Kemper, Laveran et Mesnil, Novy et Mc-Neal, marquent chacun un pas en avant dans la connaissance des trypanosomes.

Pour étudier ces organismes on a suivi les mêmes méthodes que pour l'étude des microbes, c'est-à-dire : l'examen à l'état frais, l'examen à l'état coloré, les inoculations, et enfin les cultures.

L'examen à l'état frais est très simple, il suffit pour cela de prendre une goutte de sang à l'animal infecté. Ceci se fait de la façon la plus simple du monde : s'il s'agit d'un gros mammifère on fait une écorchure à l'oreille; d'autres fois on coupe l'extrémité de la queue (rat et souris); pour les autres espèces animales, on varie la technique mais celle-ci est toujours très simple.

Lorsqu'on est en possession d'une goutte de sang, on la place de suite (pour éviter la coagulation) sur une lame que l'on recouvre d'une lamelle, puis on porte le tout sous le microscope et alors on voit, comme vous pourrez le voir tout à l'heure, des petits êtres presque aussi nombreux que les globules du sang. Ces petits animaux se meuvent au milieu des globules du sang avec une grande rapidité, ce qui a pour résultat d'empêcher de bien distinguer leur forme ; avec un peu d'attention on voit cependant qu'ils ont l'aspect général d'un fuseau.

Si l'on veut mieux les étudier, il faut avoir recours à un procédé de coloration. Pour ce faire, il faut tout d'abord étaler le sang sur une lamelle de verre, en couche mince, puis le sécher rapidement et le fixer avec de l'alcool absolu pendant un temps variant de cinq à dix minutes.

On doit avoir à sa disposition les solutions suivantes :

1º Une solution de bleu de Borrel ;

2º Une solution aqueuse d'éosine à 1/1000 (éosine soluble dans l'eau de Höchst) ;

3º Une solution de tannin à 5 %.

On prépare alors au moment de s'en servir la solution suivante :

Solution d'éosine à 1/1000........	4 cc.
Eau distillée......................	6 cc.
Bleu Borrel......................	1 cc.

Ce mélange est aussitôt versé dans une boîte plate, boîte de Pétri, par exemple, ou bien boîte carrée ou rectangulaire avec fond incliné, construite spécialement à cet effet.

On place la lame dans cette cuvette, la face supportant le sang tournée vers le fond de la cuvette. On laisse la lame dans ce mélange de cinq à dix minutes. Au sortir du bain, la préparation est lavée à grande eau puis traitée par la solution de tannin quelques minutes.

Il y a également d'autres procédés de coloration qui permettent de colorer les trypanosomes, mais nous n'insisterons pas, ce ne sont guère que des modifications de celui que nous venons de décrire et connu sous le nom de coloration par le bleu de Laveran. Romanowsky, Leishman, etc., sont les auteurs des principales autres colorations.

L'examen des trypanosomes à l'état frais et colorés ont permis de se rendre parfaitement compte de leur forme et de leur structure.. Nous les étudierons plus loin.

Nous avons tout à l'heure parlé de cultures et d'inoculations pour étudier les trypanosomes.

Jusqu'à ces derniers temps, on n'avait pas réussi à les cultiver, on ne pouvait que les garder un temps plus ou moins long en dehors de l'organisme en mettant le sang infecté dans des tubes stériles, dilué avec de l'eau physiologique citratée : eau 1,000, NaCl 5, citrate de Na 5 grammes.

Le reproche que l'on pouvait faire à cette méthode était que, à moins de placer les tubes dans des conditions très spéciales les trypanosomes ne pouvaient se conserver qu'un nombre de jours très restreint.

Cet inconvénient n'existe plus aujourd'hui, tout au moins en ce qui concerne certaines espèces de trypanosomes. En effet Novy et Mc-Neal ont réussi à réaliser depuis un an et demi environ la culture de certains trypanosomes : T. Lewisi et T. Brucei.

Ces cultures, assez délicates, se font sur un milieu spécial composé d'agar et de sang de lapin défibriné.

Ceci est évidemment un grand progrès, qui permettra de pousser plus avant la connaissance que nous avons des trypanosomes.

Enfin, il me reste à vous dire un mot des inoculations. Celles-ci ne présentent rien de particulier ni de délicat, elles se font soit sous-cutanées, soit intra-vasculaires, soit intra-péritonéales, avec du sang pur ou dilué dans l'eau physiologique citratée.

Les divers modes d'étude que nous venons de passer en revue rapidement nous ont permis d'avoir une certaine connaissance des trypanosomes, nous allons donc nous occuper maintenant des trypanosomes en général et de certaines espèces qui présentent un intérêt plus spécial pour nous.

** **

Les trypanosomes appartiennent au groupe des protozoaires : ils sont composés essentiellement d'un corps protoplasmique en forme de fuseau plus ou moins effilé : à l'intérieur de ce corps deux masses chromatiques : l'une à position généralement postérieure, le centrosome ; l'autre presque toujours médiane plus grosse : le noyau. Du centrosome part une membrane plissée qui borde le corps protoplasmique : la membrane ondulante, son bord libre forme le flagelle.

Toutes les espèces de trypanosomes ne se présentent pas tout à fait de la même façon, elles se distinguent les unes des autres par quelques différences dans l'aspect du protoplasma (le protoplasma est plus ou moins granuleux) ; la membrane ondulante est plus ou moins plissée, le centrosome est plus ou moins en arrière.

Lorsqu'on les colore, les trypanosomes se présentent de la façon suivante : le protoplasma est coloré en bleu pâle, le noyau se colore en lilas, les flagelles également, le centrosome se colore comme le noyau en violet foncé, la membrane ondulante reste incolore ou à peu près. Les globules rouges qui forment le fond de la préparation sont colorés en rose.

Maintenant que nous connaissons l'aspect des trypanosomes à l'état frais et à l'état coloré, nous allons passer en revue quelques-unes de leurs propriétés biologiques.

Les trypanosomes se nourrissent par osmose, on ne trouve jamais de vacuoles digestives dans leur intérieur, jamais d'inclusions d'aucune sorte. Jamais on ne les a vus attaquer les globules du sang soit pour les englober soit pour pénétrer dans leur intérieur. Leurs mouvements sont dus à la membrane ondulante et au flagelle. Les mouvements sont plus ou moins vifs suivant les espèces.

Les trypanosomes se développent dans le corps de leur hôte par suite de leur pouvoir de reproduction. Dans les affections à trypanosomes, les périodes de reproduction paraissent liées à un état fébrile dont elles seraient la cause.

La reproduction chez les trypanosomes est assez simple, c'est une reproduction asexuée c'est-à-dire une reproduction dans laquelle il n'intervient ni éléments mâles ni éléments femelles. Lorsqu'un trypanosome va se diviser, on voit le noyau et le trypanosome tout entier augmenter de volume, puis s'étrangler vers sa partie médiane, peu après le centrosome se divise également en deux, ainsi que le flagelle, enfin le protoplasma lui-même se segmente en deux parties et on voit deux trypanosomes au lieu d'un.

Dans d'autres cas, le noyau se divise en plus de deux parties mais le mécanisme est le même.

D'une façon générale la virulence des trypanosomes paraît se modifier et diminuer à la suite de passages par certains animaux, mais malgré cela on n'a pas encore trouvé de sérum permettant de guérir des animaux atteints de trypanosomiase.

* * *

Maintenant que nous connaissons la morphologie générale des trypanosomes, nous allons passer rapidement en revue les différentes espèces et la façon dont elles se propagent.

Les principales espèces sont :

Chez les mammifères : T. Lewisi (rat), T. Brucei (nagana : bœufs), T. Dimorphon (chevaux de Gambie), T. Evansi (surra), T. Equinum (caderas), T. Equiperdum (dourine), T. GAMBIENSE (MALADIE DU SOMMEIL).

Chez les oiseaux : T. Avium, T. Johnstoni, T. Paddæ;

Chez les reptiles : T. Damoniæ;

Chez les batraciens: T. Rotatorium, T. Inopinatum ;

Chez les poissons : T. Remaki, T. Danilewskyi, T. Tincæ, T. Soleæ, etc.

Tous ces trypanosomes ne sont pas pathogènes, les uns sont des hôtes normaux de certaines espèces animales: ainsi le trypanosome du rat peut vivre chez celui-ci sans altérer en rien sa santé.

Certains trypanosomes vivent chez les poissons sans leur nuire en rien. Mais à côté de ces cas dans lesquels ce parasite ne causent aucun trouble, il en est dans lesquels ils sont la cause de maladies très graves parfois même mortelles.

Telles sont par exemple le *nagana*, cette terrible affection qui sévit sur les bœufs du centre de l'Afrique, la trypanosomiase des chevaux de *Gambie*, le *surra* qui s'attaque aux chevaux et à d'autres espèces domestiques, le *caderas* qui s'attaque spécialement aux équidés de l'Amérique du Sud, la *dourine* ou mal du coït, encore connue sous le nom de syphilis des chevaux, qui est très fréquente dans nos possessions algériennes et enfin cette terrible *maladie du sommeil* qui fait actuellement dans nos colonies de l'Ouest africain des ravages épouvantables.

Je n'insisterai pas sur les autres trypanosomiases des autres animaux, et même je ne veux pas vous décrire celles que je viens de vous énumérer, ce serait abuser de vos instants ; je vous demanderais cependant la permission de m'étendre un peu sur la *maladie du sommeil* ; celle-ci, en effet, est une affection qui s'attaque à l'homme et qui, depuis quelques années, fait beaucoup parler d'elle.

⁂

La trypanosomiase humaine n'existe guère à l'état endémique que dans l'Ouest africain, dans les régions qui s'étendent du Sénégal à Saint-Paul de Loanda, et pénètre dans l'intérieur des terres dans les bassins du Sénégal, du Niger, du Congo et du Nil supérieur.

L'âge ne paraît pas avoir d'importance en ce qui concerne les chances d'infection. Christy a constaté des cas de maladie du sommeil chez des enfants de 18 mois à 2 ans. Les deux sexes paient un égal tribut à ce fléau ; quant à la profession, elle joue un grand rôle : les agriculteurs et ceux qui exercent une profession qui les oblige à séjourner dehors sont les plus souvent atteints ; l'influence de la race, qui pendant un *assez long temps* avait été considérée comme considérable, est en réalité bien minime : on a en effet constaté des cas de trypanosomiase chez les blancs.

L'affection présente généralement deux phases : pendant la première, les trypanosomes sont présents dans le sang du malade et ne se manifestent par aucun symptôme chez les nègres, par une légère fièvre irrégulière chez les blancs. Dans la deuxième période ou maladie du sommeil proprement dite, les trypanosomes ne restent pas localisés dans le sang : ils pénètrent dans le liquide cérébro-spinal ; alors la maladie du sommeil s'installe et apparaissent des symptômes graves : la rachialgie, des tremblements, puis de la somnolence. La fièvre prend le caractère de la fièvre hectique, la somnolence se transforme en accès léthargiques et le malade tombe dans un état comateux et finit par mourir.

La durée de cette affection est assez variable : la première période peut durer plusieurs années et certains auteurs ont même prétendu que la maladie n'aboutissait pas toujours à la deuxième. Quant à celle-ci, elle ne dépasse pas une année, et encore c'est une exception quand elle se prolonge aussi longtemps.

Maintenant, Messieurs, que nous connaissons les points plus importants de ce qui concerne les trypanosomes et des affections qu'ils sont capables de causer, nous allons passer à l'étude de la manière dont ils se propagent.

⁂

La façon la plus commune dont les trypanosomes passent d'un animal malade à un animal sain est la suivante : ils sont puisés par un insecte dans le sang du malade, puis par une piqûre à un individu sain, l'insecte les lui inocule.

Quels sont les insectes qui sont capables d'inoculer ainsi les trypanosomes ? On ne peut répondre d'une façon générale, car cela dépend des espèces de trypanosomes.

Nous allons rapidement passer en revue les principaux insectes qui contribuent à propager les trypanosomes. Ce sont :

Les *Hyppoboscidæ*, les *Muscidæ*, les *Tabanidæ*, les *Pulicinæ*, les *Pediculidæ*.

Nous nous débarrasserons, dès maintenant, des Hippoboscidæ, des Pulicinæ et des Pediculidæ. Ces trois familles sont assez peu importantes dans la propagation des trypanosomes. La première inocule probablement la maladie connue sous le nom de Galzieckte ; quant aux deux autres, elles semblent servir de véhicules au Tr. Lewisi.

Les Muscidæ et les Tabanidæ, au contraire, sont d'une importance capitale et sont les véhicules les plus communs des trypanosomes. Trois genres, parmi les Muscidæ, jouissent de ce triste privilège :

Glossina, Stomoxys et *Hæmatobia*.

Les *Glossina*, connues sous le nom ordinaire de *mouches tsétsé*, sont des Muscidæ ; ce sont des insectes étroits, de corps allongé, de couleur gris brun ou brun jaunâtre. Les ailes ont de 7 à 12 millimètres, suivant que l'on a une mouche de petite ou de grosse espèce; vivantes, on les reconnaît facilement par les ailes, qui sont plates et fermées l'une sur l'autre au-dessus de l'abdomen, derrière lequel elles se prolongent comme une paire de ciseaux. Leur trompe est aussi longue que le thorax et se trouve située horizontalement devant la tête; les palpes sont de chaque côté de la trompe.

Le thorax est nacré et recouvert de poils noirs à la face dorsale, on y remarque un sillon transversal sur la ligne médiane, avec des taches grises ou brunes suivant les espèces. L'abdomen ressemble à celui d'une abeille, il est recouvert de poils noirs et porte cinq raies jaunes et transverses, d'une intensité remarquable. Les jambes, plutôt longues, sont quelquefois plus larges chez le mâle que chez la femelle, elles sont en général assez poilues.

Les mâles se distinguent des femelles par ce fait qu'ils ont, à l'extrémité de l'abdomen, une protubérance très visible (hypogium) formée par les organes génitaux externes.

Bruce a étudié la reproduction des mouches tsétsé d'une manière très approfondie; elles donnent généralement naissance à une larve assez volumineuse qui bientôt se transforme en une pupe dure qui, au bout de six semaines, donne issue à un insecte parfait.

La mouche tsétsé est exclusivement africaine; on a cru pendant longtemps que sa présence était liée d'une façon absolue au gros gibier, mais on a reconnu depuis que cela n'était pas une condition indispensable à son existence. Si la tsétsé aime le voisinage du gros gibier (et cela est indiscutable), il ne faut pas croire que où il n'y a pas de gibier, il n'y a pas de tsétsé. Mais, chose remarquable, dans une localité où il y a de la tsétsé et du gros gibier, si le gibier vient à disparaître, la tsétsé le suit et disparaît aussi. Nous nous servirons de cette remarque dans l'étude de la prophylaxie des maladies à trypanosomes.

La tsétsé se rencontre surtout dans les localités humides,

chaudes et basses : bords des rivières et des lacs ; en effet, elle ne s'éloigne jamais beaucoup de l'eau. Elle affectionne aussi la brousse et la forêt : on la trouve peu dans les prairies découvertes. Dans les régions infectées, elle ne se trouve pas partout, mais est localisée dans de toutes petites surfaces et forme ainsi dans le pays des taches contaminées au milieu de grandes étendues de terrain, cela tient à ce que la mouche tsétsé ne s'éloigne jamais beaucoup de l'endroit où elle est née.

La saison des pluies est la plus favorable aux mouches tsétsé, et c'est dans cette saison qu'elles sont les plus nombreuses.

Le mâle, comme la femelle, pique, mais l'un et l'autre ne piquent guère que pendant la journée et la période chaude de la nuit.

Les Glossina sont fort nombreuses, leur classification a été fort bien étudiée par Brumpt, mais nous n'entrerons pas dans le détail de celle-ci ; leur rôle dans la propagation des trypanosomiases est considérable.

Passons rapidement en revue les diverses espèces de trypanosomes qu'elles peuvent inoculer par les piqûres.

Le *nagana*, dont je vous ai signalé le nom tout à-l'heure, est propagé par la *Glossina morsitans*, la *trypanosomiase des chevaux de Gambie* est également véhiculée par une Glossina, mais d'une autre espèce (*G. palpalis*), la *maladie du sommeil* serait aussi le résultat de la piqûre par cette même espèce de Glossina.

Lorsqu'on commença à étudier les maladies à trypanosomes, on soupçonna la tsétsé d'être la cause des maladies, mais on croyait que la mouche était toxique; ce fut Bruce, le premier, qui démontra pour le *nagana* la façon dont la tsétsé pouvait servir de véhicule de trypanosomes.

Les autres genres de Muscidæ : *Stomoxys* et *Hæmatobia*, se distinguant des Glossina par des détails zoologiques que je crois inutile de vous signaler, sont les propagateurs des trypanosomes du *surra* et *caderas*.

Les *Tabanidæ* ou taons, ont aussi des mœurs assez spéciales. Comme la tsétsé ils aiment les vallées humides et broussailleuses, ils s'éloignent peu de leur lieu de naissance et comme les tsétsés, ils ne piquent que le jour. Ils sont les agents de propagation du *surra*, de la maladie du sommeil, et d'autres trypanosomiasés plus rares.

Nous venons, Messieurs, de voir que les insectes étaient capables, ou tout au moins quelques espèces, de servir de véhicules aux trypanosomes, mais je crois nécessaire de vous indiquer de quelle façon se fait cette propagation.

Que va-t-il se passer si une mouche tsétsé vient piquer un animal sain, après avoir piqué un animal trypanosome. Si la mouche pique de suite cet animal sain, celui-ci sera contaminé, mais si la mouche attend seulement quarante-huit heures au maximum, le sang qu'elle a puisé chez l'animal malade ne sera plus infectieux. Ces faits ont été démontrés très rigoureusement par Bruce au sujet du *nagana*, et il en est de même pour toutes les maladies à trypanosomes communiquées par des insectes.

Ce fait tend à prouver que dans la propagation des trypanosomes, les insectes jouent seulement le rôle de véhicule et ne sont pas un hôte intermédiaire comme le moustique dans la propagation du paludisme.

Ces protozoaires peuvent être introduits dans l'organisme par la voie digestive et aussi parfois comme dans la dourine par simple contact. On a souvent discuté pour savoir si les trypanosomes pouvaient être contagieux s'ils venaient à être absorbés par la voie digestive. L'accord s'est à peu près fait maintenant et l'on admet généralement qu'il suffit d'une excoriation de la muqueuse digestive pour que la contamination soit possible. Je ne saurais affirmer si une érosion est nécessaire, mais ce que je sais pour l'avoir vu moi-même, après d'autres d'ailleurs, c'est qu'on peut très facilement infecter un animal sensible au nagana en lui faisant manger des cadavres d'animaux morts de cette affection. J'ai ainsi contaminé deux chats.

En ce qui concerne la dourine, il ne semble pas y avoir

besoin d'érosion, le simple contact de la muqueuse d'un animal contaminé avec la muqueuse génitale d'un animal sain suffit à transmettre la maladie.

* * *

Mais, maintenant que je vous ai bien parlé des maladies à trypanosomes et des agents pathogènes, vous allez sûrement me dire, Messieurs, que tout cela est fort beau mais que je ferais bien mieux de vous dire ce qu'il faudrait faire pour vous protéger, vous et vos animaux, si l'idée vous venait un jour d'aller planter votre tente dans les pays où règne les maladies à trypanosomes.

Je me vois donc obligé d'aborder l'étude des moyens de prophylaxie dont nous disposons pour nous défendre contre ces parasites si dangereux.

Les mesures prophylactiques que l'on peut employer pour se défendre de ces parasites dangereux sont de divers ordres.

Il faut évidemment essayer de détruire les tsétsés, les mesures à prendre contre ces animaux sont de trois ordres : il faut essayer de détruire les parasites dans la mesure du possible, mais comme il est évidemment impossible de tous les détruire, il faut protéger les animaux sains de leurs piqûres et aussi les animaux malades, afin que les parasites ne puissent puiser dans leur sang les trypanosomes patho gènes comme il les puiserait dans une culture. Il faut également fortifier l'organisme afin qu'il résiste si le trypanosome vient à y pénétrer.

Nous n'insisterons pas sur les mesures vis-à-vis des puces et des poux qui véhiculent les Tr. Lewisi, qui ne sont pathogènes que pour les rats.

Quant aux Glossinas et aux Tabanus, c'est autre chose. Nous nous baserons sur leurs mœurs pour donner quelques règles prophylactiques.

D'après ce que vous connaissez maintenant des mœurs de la tsétsé, vous déduirez aisément qu'il faut s'éloigner des endroits humides, des marécages, des bois et bâtir sa maison dans un endroit découvert. Si l'on ne peut s'installer loin. d'une région où il y a des tsétsés, il faut essayer de les faire disparaître et pour ce faire, il faudra, toujours en se basant sur ses mœurs, dessécher les marais, les marécages, en les drainant comme on a fait pour lutter contre le paludisme.

Il faudra aussi, autant que faire se pourra, refouler le gros gibier, qui est un réservoir pour la tsétsé.

Malgré tout il peut arriver que la tsétsé s'entête et reste dans la région ; alors que faire ?

Il ne reste plus qu'une solution : il faut éviter la piqûre de la mouche. Pour cela on devra protéger l'habitation de l'entrée des mouches par des grillages métalliques disposés à tous les orifices de la maison. Il ne faudra pas sortir de la maison pendant la période chaude de la journée et de la nuit.

Si cependant on est obligé de sortir, on doit alors se soumettre à certaines précautions : on doit se munir de voiles épais couvrant la face et de gants protégeant les mains.

En ce qui concerne les animaux il ne faut évidemment pas songer à les munir de moustiquaires, mais on devra les loger dans des écuries munies de grillages et on ne les sortira que durant la période fraîche de la nuit.

On a essayé de fortifier l'organisme pour qu'il puisse résister aux trypanosomes, soit y résister lors de l'inoculation, soit même après l'infection. Diverses substances ont été employées, mais ni le traitement préventif, ni le traitement curatif n'ont d'action bien marquée sur les trypanosomiases.

Quant à la dourine, la prophylaxie est très simple, il suffit d'empêcher le coït des animaux dourinés.

Je terminerai, Messieurs, en exprimant le désir de voir les savants s'acharner à l'étude des trypanosomes et je leur souhaite le succès dans les recherches destinées à lutter victorieusement contre ces terribles affections qui ruinent les pays où elles sévissent.

www.ingramcontent.com/pod-product-compliance
Ingram Content Group UK Ltd.
Pitfield, Milton Keynes, MK11 3LW, UK
UKHW020207080726
13614UKWH00006B/2676